CONTRIBUTION A L'ÉTUDE DU TRAITEMENT

DE

LA TUBERCULOSE

PULMONAIRE

PAR LES INJECTIONS HYPODERMIQUES

DE GAÏACOL IODOFORMÉ

PAR

Le Docteur A. COULANGES

EX-INTERNE DE LA MATERNITÉ ET DE L'HOTEL-DIEU DE TOULON

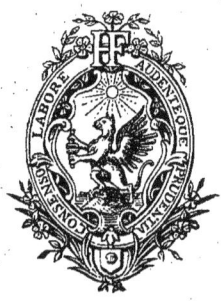

MONTPELLIER
IMPRIMERIE CENTRALE DU MIDI
(Hamelin Frères)

1892

e77

CONTRIBUTION A L'ÉTUDE DU TRAITEMENT

DE

LA TUBERCULOSE

PULMONAIRE

PAR LES INJECTIONS HYPODERMIQUES

DE GAÏACOL IODOFORMÉ

PAR

Le Docteur A. COULANGES

EX-INTERNE DE LA MATERNITÉ ET DE L'HOTEL-DIEU DE TOULON

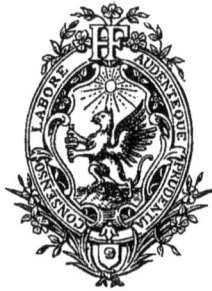

MONTPELLIER
IMPRIMERIE CENTRALE DU MIDI
(Hamelin Frères)
—
1892

A MON PÈRE ET A MA MÈRE

A MON FRÈRE ET A MA SŒUR

A MES PARENTS

A. COULANGES.

INTRODUCTION

———

Pendant le cours de notre internat aux hospices civils de Toulon, nous avons eu l'occasion de rencontrer dans le service de médecine, auquel nous sommes resté longtemps attaché, un grand nombre de tuberculeux contre lesquels toute médication restait impuissante.

Séduit par les résultats obtenus à la Faculté de médecine de Bordeaux à l'aide des injections de gaïacol iodoformé du savant professeur Picot, nous eûmes l'idée d'expérimenter ce mode de traitement.

Sous la direction de notre regretté maître, M. le Dr Bourgarel, médecin en chef doyen, nous avons pu faire un certain nombre d'expériences qui nous ont fourni le sujet de notre thèse inaugurale.

Les observations que nous avons recueillies présenteront cet avantage qu'elles ont toutes trait à des malades que nous avons pu suivre pendant un temps assez long. Les résultats qu'elles nous ont permis de constater, sans être définitifs, ont cependant une assez grande portée.

C'est l'observation clinique qui nous a fourni le modeste travail que nous soumettons aujourd'hui à l'appréciation de notre Jury.

Voici la division que nous avons cru utile d'adopter dans l'exposé de notre travail :

I.— Historique du traitement de la tuberculose pulmonaire par la créosote, ses dérivés et l'iodoforme.

II. — Technique opératoire des injections hypodermiques de gaïacol iodoformé.

III.— Observations.

IV.— Résultats thérapeutiques.

V. — Conclusions.

Avant de terminer cette introduction, nous prions M. Grasset, professeur de clinique médicale à la Faculté, d'agréer l'expression de notre profonde gratitude pour l'honneur qu'il nous a fait en acceptant la présidence de cette thèse.

Nous considérons comme un devoir de rendre hommage à la mémoire de notre regretté maître, M. le Dr Bourgarel, pour la sympathie bienveillante qu'il nous a montrée pendant le cours de notre internat.

CONTRIBUTION A L'ÉTUDE DU TRAITEMENT

DE

LA TUBERCULOSE

PULMONAIRE

PAR LES INJECTIONS HYPODERMIQUES

DE GAÏACOL IODOFORMÉ

CHAPITRE PREMIER

HISTORIQUE

**du traitement de la tuberculose pulmonaire par la créosote
ses dérivés et l'iodoforme.**

Depuis un certain temps déjà, la créosote est en honneur dans le traitement de la tuberculose pulmonaire. Ce médicament fut administré avant même la découverte du bacille et l'éclosion de la thérapeutique antiseptique dans cette maladie.

Reichenbach le premier, en 1833, s'en était servi comme antihémoptysique ; les résultats observés par lui furent confirmés par Grandjean, Micquel (1834), Rumpold (1837), Verbeck (1852). Comme toujours, une période de réaction s'ensuivit ; quelques insuccès suffirent pour faire rejeter l'empoi de ce précieux médicament. Il faut remonter jusqu'en 1877 pour en entendre de nouveau parler.

Les accidents autrefois attribués à la créosote furent mis alors par Bouchard et Gimbert sur le compte de l'impureté du médicament ou de sa mauvaise administration.

Sur 93 malades traités par eux, il y eut 25 guérisons apparentes, 29 améliorations sans modifications des signes physiques, 18 insuccès, 21 morts.

La dose administrée avait varié de 0 gr. 40 à 0 gr. 60 par jour.

Les effets obtenus par Sommerbrodt sur 5,000 tuberculeux traités par lui pendant une période de neuf années viennent confirmer ceux de Bouchard et Gimbert.

Sommerbrodt administre la créosote de la façon suivante : il fait prendre à ses malades des capsules gélatineuses con-tenant :

> Créosote . . . . . . 0 gr. 05
> Baume de tolu . . . 0 gr. 20

Il fait commencer avec trois capsules pendant les huit pre-miers jours, il ajoute une capsule chaque semaine jusqu'à la quatrième, puis il donne six capsules pendant deux mois pour arriver à neuf.

Fraentzel doit être compté aussi parmi les partisans de la crésote.

Sormani et Pellacani se font les détracteurs de ce mode de traitement. D'après leurs expériences faites sur des animaux, ils ont émis l'idée que, sous l'influence de la créosote, les ma-nifestations tuberculeuses accusaient une marche plus rapide et une intensité plus grande.

Le docteur Wyss (de Genève) n'en est pas partisan non plus ; il dit n'avoir jamais obtenu que des résultats négatifs.

Le docteur Gilbert (de Genève), qui a traité beaucoup de malades par la créosote à petites doses, n'a jamais noté la disparition des bacilles dans les crachats ; mais il aurait obtenu, d'après trente observations différentes, une amélioration notable chez les tuberculeux du premier et du deuxième degré. Dans deux ou trois cas, il dit avoir obtenu une guérison apparente. Chez les tuberculeux du dernier degré, il a constaté une amélioration passagère, mais la maladie a continué sa marche progressive.

Le docteur Bourget (de Genève) imagine la méthode intensive, qui consiste à saturer le malade de créosote. On lui prescrit à l'intérieur une solution alcoolique de créosote, dont la formule est la suivante :

En été : Créosote.	2 à 3 grammes.
— Arséniate de soude.	0 gr. 04
— Vin de quinquina au malaga.	500 grammes.

A prendre deux petits verres par jour au moment des repas.

En hiver, l'huile de foie de morue étant mieux supportée, on prescrit :

Huile de foie de morue	500 grammes.
Créosote.	2 à 4 —

A prendre deux à trois cuillerées à soupe par jour.

En outre, on fait des frictions tous les soirs au malade avec la pommade suivante :

Créosote.	10 grammes.
Lanoline.	
Axonge	ââ 50 —
Huile d'olives.	

A Montpellier, M. le professeur Grasset administre la créosote, soit par la voie stomacale, soit par la voie intestinale.

Pour la voie stomacale, il emploie la formule suivante :

En hiver : Huile de foie de morue. . . 1,000 grammes.
—   Créosote pure de hêtre . . .   25   —
En été :   Vin de quinquina ou rhum . 1,000 grammes.
—   Créosote pure de hêtre . . .   10   —

Les malades prennent, en hiver, 2 gr. 50 de créosote, et en été, 0,50 centigrammes à 1 gramme par jour.

M. le professeur Grasset, pendant l'été, s'adresse de préférence à la voie intestinale pour administrer la créosote. Les lavements de créosote sont en effet plus facilement supportés par le malade, leur absorption est plus rapide, et, question capitale, chez les tuberculeux, on conserve intactes les fonctions digestives. M. Grasset emploie pour les lavements une solution huileuse de créosote au 1/10. La formule pour un lavement contenant par exemple 1 gramme de créosote est la suivante :

Huile créosotée . . . . . · . . . . 10 grammes.
Laudanum. . . . . X gouttes.
Jaune d'œuf . . . . n° 1
Eau. . . . . 50 grammes.

D'après Bouchard, la créosote n'est dangereuse qu'à la dose de 10 grammes. Donc, en donnant 3 ou 4 grammes de créosote, on reste « dans les doses maniables en thérapeutique, sans crainte de produire un empoisonnement. »

M. Gimbert (de Cannes) s'adresse à la voie sous-cutanée pour donner la créosote à dose massive. Il se sert pour ses injections hypodermiques d'une solution au 1/15 de créosote dans l'huile d'amandes douces. Il faut donc injecter 45 à

60 grammes de liquide pour faire pénétrer 3 à 4 grammes de créosote dans l'organisme.

Lépine, Cassin, Lannois, emploient une solution plus concentrée en se servant de la vaseline,

M. Burlureaux, professeur agrégé à l'École d'application de médecine et de pharmacie militaires, emploie lui aussi des injections d'huile créosotée au 1/15.

Le docteur Revillet est partisan de l'administration de la créosote par la voie intestinale.

Sa formule est la suivante:

Eau . . . . 200 grammes.
Créosote . . . . 2 à 4 —
Huile d'amandes douces . . . . . . 25 —
Jaune d'œuf . . . . n° 1

MM. Lépine (de Lyon), Gougenhein à Paris et White en Amérique, ont fait des injections intra-pulmonaires de créosote. Leur méthode n'a pas rencontré beaucoup de partisans; les dangers auxquels on exposait les malades étaient trop sérieux pour qu'on persistât plus longtemps dans cette voie d'expérimentation.

Ainsi donc, la créosote est à juste titre considérée comme le remède antibacillaire le plus efficace dans le traitement de la tuberculose pulmonaire. Toutefois, l'emploi de ce médicament est restreint par les inconvénients nombreux qu'il présente.

Un grand nombre de malades ne peuvent supporter pendant longtemps de hautes doses de créosote, substance éminemment irritante, qui produit chez eux des troubles des voies digestives. La créosote est un produit très complexe et variable, composé principalement de gaïacol et de créosol, qui contient aussi de petites quantités de phénol, de crésylol et de phlorol.

Il arrive trop souvent que la créosote vendue comme médicament est en majeure partie constituée d'acide phénique. C'est cette complexité qui a donné l'idée à ses expérimentateurs d'employer le gaïacol, principal élément de la créosote, et possédant les plus grandes propriétés microbicides.

Le gaïacol est l'éther méthylique de la pyrocatéchine ; sa formule chimique est $C^7 H^3 O^2$. C'est un corps huileux, incolore, très réfringent, qui bout à 205 degrés et qui a pour densité à 15 degrés 1,117 selon les uns, 1,120 selon les autres. Il est peu soluble dans l'eau, soluble dans l'alcool, l'éther acétique et les huiles grasses.

Le docteur Sahli (de Berne) a étudié le premier l'action thérapeutique du gaïacol et, en 1887, il faisait connaître dans le *Correspondenz Blatt für Schweizer Aërste* les beaux résultats que ses propres recherches lui avaient permis de constater.

La formule qu'il employait était la suivante :

Gaïacol. . . . . X à XXX gouttes.
Eau distillée . . . . . 180 grammes.
Alcool rectifié. . . . . 25 —

Prendre trois fois par jour une cuillerée à bouche.

A Montpellier, M. le professeur Grasset prescrit le gaïacol en pilules de 0,05 centigrammes, puis sous forme de vin qu'il formule ainsi :

Gaïacol. . . . . 10 grammes.
Vin de gentiane. . . . . . 1,000 —

M. Grasset a employé aussi le gaïacol iodoformé en injections hypodermiques, et ses expériences l'ont amené à conclure que, toutes les fois que la créosote à hautes doses amène de l'intolérance gastrique, l'on peut avoir recours aux injections hypodermiques de gaïacol iodoformé qui, comme succédané de la créosote, produit de bons effets.

M. Diamantberger, dans le service de M. Weill, à l'hôpital Rothschild, a traité un assez grand nombre de tuberculeux par les injections hypodermiques de gaïacol iodoformé. Les résultats qu'il a obtenus paraissent encourageants.

M. Schüller faisait inhaler à ses malades la vapeur d'une solution aqueuse de gaïacol, et, en outre, administrait l'extrait de hêtre en pilules.

Fraentzel a donné le gaïacol en solution dans l'alcool. Sa formule est la suivante :

Gaïacol . . . .   13 grammes.
Teinture de gentiane 30   —
Alcool rectifié 188   —
Vin de Xérès . . . .   Q. S.

A prendre une cuillerée à bouche deux ou trois fois par jour dans un verre à bordeaux d'eau.

Horner a employé le gaïacol en pilules pendant quatre ans à l'hôpital de Zwickau, jusqu'à 0,50 centigrammes par jour.

Les résultats observés par tous ces Allemands ont toujours été satisfaisants.

Nous sommes amené à parler maintenant de l'iodoforme, qui, depuis longtemps déjà, occupe une place importante dans le traitement de la tuberculose pulmonaire. Ses propriétés microbicides l'ont avec juste raison fait associer au gaïacol.

L'iodoforme a été découvert par Serullas en 1829. Bouchardat, en 1836, fit entrer ce médicament dans la thérapeutique, et, le 17 juillet 1843, il affirmait devant l'Académie des sciences ses propriétés antivirulentes et leur prédisait une renommée que l'avenir n'a point démentie. En 1853, Righini obtenait par les inhalations d'iodoforme l'amélioration des phtisiques au début et l'arrêt de la caséification dans les phtisies avancées. Durant vingt-six ans, ce médicament est resté dans l'oubli. Enfin, en 1879, au Congrès d'Amsterdam, Semmola confirmait les observations de Righini. L'iodoforme fut alors l'objet de nombreux travaux parmi lesquels nous pouvons citer ceux de Chiamarelli (*Annali clinici*, 1882), Rummo, Sormani, Franchini, Pisani, Marchand, Dreschfeld, Schnitzler.

Rummo, Sormani, traitaient les tuberculeux par les inhalations d'iodoforme dissous dans l'essence de térébenthine. On injecta alors de l'iodoforme dans les cavernes pulmonaires malgré le danger de cette médication.

Ransome, en 1884, donne l'iodoforme en pilules et obtient, paraît-il, de bons résultats. L'administration de l'iodoforme à haute dose n'étant pas sans danger pour les malades, l'intoxication étant toujours à redouter, on a eu l'idée de compléter l'action microbicide de l'iodoforme par l'action désinfectante de la créosote d'abord, du gaïacol ensuite.

Le professeur Potain administrait à ses malades des pilules d'iodoforme et de créosote. Ces pilules renfermaient des résines qui les rendaient dures et d'une absorption difficile.

Huchard préconise des pilules renfermant chacune 0,05 centigrammes de tannin, d'iodoforme et de créosote. Mais cette médication a l'inconvénient d'être mal tolérée par le malade, d'irriter le tube digestif et d'être d'une absorption difficile.

Le vieil adage *primo non nocere*, qui doit être présent à l'esprit de tout thérapeute, était sacrifié.

Aussi le savant professeur Picot eut l'idée d'associer l'io-

doforme au gaïacol, de les dissoudre dans l'huile stérilisée et
la vaseline, et choisit comme voie d'absorption médicamenteuse la voie sous-cutanée. Le 3 mars 1891, il faisait à l'Académie de médecine une communication dans laquelle il exposait la composition de son nouveau médicament, le gaïacol
iodoformé, et publiait les résultats de ses propres expériences.

« Le médicament que j'emploie consiste dans l'association
du principe actif de la créosote, le gaïacol, avec l'iodoforme.
Après des recherches bien nombreuses et des tâtonnements
divers, je suis arrivé à obtenir un liquide dans lequel l'iodoforme se trouve à l'état de dissolution complète. Ce liquide
est une solution, dans l'huile d'olive parfaitement stérilisée et
la vaseline, de gaïacol et d'iodoforme. Chaque centimètre cube
contient 1 centigramme d'iodoforme et 5 centigrammes de
gaïacol. La pureté et la transparence du médicament sont
aussi complètes que possible. »

Au Congrès de la tuberculose tenu à Paris, du 27 juillet au
2 août 1891, M. le professeur Picot a résumé, d'une part, les
observations qu'il avait déjà communiquées à l'Académie de
médecine, et, d'autre part, il a apporté des faits nouveaux du
plus grand intérêt.

Voici, d'une manière succincte, les résultats qu'il a fait connaître au Congrès de la tuberculose :

« Le gaïacol iodoformé en dissolution dans l'huile stérilisée
ne saurait être considéré comme le spécifique de la tuberculose ; il ne paraît pas amener la destruction complète des
bacilles de Koch, mais certainement il s'oppose à leur pullulation, puisque, sous son influence, on voit diminuer notablement leur nombre dans les crachats. Son action semble surtout
se porter sur les microbes qui sont les commensaux habituels
du bacille de Koch ; après les injections hypodermiques de ce
médicament, on voit, en effet, l'expectoration diminuer consi-

dérablement, disparaître même, les cavernules et les cavernes pulmonaires se dessécher, pour ainsi dire, et les épanchements des cavités séreuses se tarir. »

Ces résultats, M. Picot les a constatés, non seulement pendant la vie, mais encore dans les nécropsies qu'il a eu l'occasion de faire. Il arrive par suite aux conclusions suivantes :

« 1° Les injections hypodermiques de gaïacol iodoformé arrêtent l'évolution de la tuberculose pulmonaire du premier degré ;

» 2° Elles n'arrêtent pas l'évolution de la tuberculose pulmonaire du deuxième degré, mais en ralentissent la marche.

» Sous leur influence, l'expectoration et la fièvre diminuent, l'appétit augmente, les vomissements et la diarrhée cessent, les sueurs nocturnes disparaissent ;

» 3° Chez les tuberculeux du troisième degré, on observe les mêmes effets au point de vue symptomatique, mais le gaïacol iodoformé n'arrête pas la marche des ulcérations pulmonaires. »

CHAPITRE II

TECHNIQUE OPÉRATOIRE

des injections hypodermiques de gaïacol iodoformé.

Les nombreux expérimentateurs qui se sont occupés ces derniers temps du traitement de la tuberculose pulmonaire ont presque tous des tendances à choisir, comme voie d'absorption médicamenteuse, la voie sous-cutanée. Les injections hypodermiques sont devenues de plus en plus en faveur. Il faut bien le reconnaître, la raison qui a déterminé à faire absorber par la voie sous-cutanée les préparations antituberculeuses est tout entière dans ce fait important que, chez les tuberculeux, il est absolument indispensable de conserver intactes les fonctions digestives. De plus, grâce à la méthode hypodermique, on peut faire absorber aux malades une plus grande quantité de médicaments, et surtout d'une façon plus rapide.

Certains expérimentateurs ont même fait des injections intra-veineuses et pratiqué la transfusion sanguine. Cette dernière médication a été tentée avec le sang de chèvre par Bernheim ; elle a paru dangereuse, puisque l'un des malades de M. Bernheim a succombé au cours de l'opération même.

Bertin et Pick (de Nantes), eux aussi, ont pratiqué des injections sous-cutanées ou intra-musculaires de sang de chèvre. L'emploi du sang de chèvre dans le traitement de la tuberculose était basé sur la croyance que cet animal était réfractaire à cette maladie. Tout au contraire, M. C. Colin, dans une communication à l'Académie des sciences (séance du 27 juillet 1891), démontrait qu'elle peut lui être inoculée très facilement.

Dès lors, on a rejeté l'emploi thérapeutique du sang de chèvre.

D'autres expérimentateurs, tels que MM. Héricourt, Richet, Semmola (de Naples), ont employé le sérum de sang de chien en injections sous-cutanées.

Malgré les bons résultats obtenus par eux, il faut reconnaître que ce médicament sort du domaine ordinaire de la thérapeutique, et, de plus, il est toujours difficile de se le procurer et de le garder dans des conditions de pureté assez parfaites pour être assuré de son efficacité et de son innocuité.

La créosote, qui demeure avec juste raison le médicament antibacillaire par excellence, a été à son tour employée en injections sous-cutanées.

M. Picot emploie dans le traitement de la tuberculose pulmonaire le gaïacol, principe le plus actif de la créosote. L'associant à l'iodoforme, il a composé un nouveau médicament, le gaïacol iodoformé, qu'il fait absorber à ses malades au moyen d'injections hypodermiques. Considérant les beaux résultats obtenus par lui et l'innocuité absolue de ce traitement, nous avons sans hésitation essayé de faire bénéficier nos malades de cette nouvelle thérapeutique.

MANUEL OPÉRATOIRE. — Les injections de gaïacol iodoformé ont été faites dans les fosses sus et sous-épineuses en changeant chaque fois de côté. La seringue tout entière était soigneusement stérilisée et le champ opératoire était l'objet d'un savonnage suivi d'un lavage de la peau au sublimé. Nous nous sommes servi de la seringue de Déclat, graduée à cinq centimètres cubes, qui nous permettait d'injecter en une seule fois plusieurs centimètres cubes de gaïacol iodoformé. L'injection était pratiquée dans le tissu cellulaire en enfonçant brusquement l'aiguille pour causer moins de douleur au malade, et l'on poussait lentement l'injection pour ne produire aucune lésion. La plaie était immédiatement fermée avec du collodion iodoformé.

Au début, pendant les trois premiers jours, nous injections seulement 1 centimètre cube; le quatrième jour, nous arrivions à 2 centimètres cubes que l'on administrait encore pendant trois jours; à partir du septième jour, nous arrivions à donner toutes les vingt-quatre heures à nos malades 3 centimètres cubes, dose maximum que nous n'avons jamais dépassée.

En prenant toutes les précautions énumérées, nous n'avons obtenu aucune réaction locale ni générale. Au point de vue local, pas de gonflement, pas de rougeur; une légère douleur seulement au moment de l'injection, qui ordinairement disparaissait assez vite. Quelquefois nous avons observé chez nos malades un engourdissement dans les bras et dans les épaules, phénomène peu sérieux et qui du reste disparaissait au bout de quelques heures.

Au point de vue de la réaction générale, nous n'avons jamais constaté la fièvre chez les malades qui, avant le traitement, ne l'avaient pas; pas d'abaissement ni d'élévation de température. Chez certains, cependant, nous avons vu apparaître, un quart d'heure environ après l'injection, une sueur profuse couvrant tout le corps. Cette transpiration durait une heure ou deux, et, loin de produire un affaiblissement du malade, lui procurait après une sensation de bien-être. Aucun trouble des fonctions digestives, aucune nausée, aucune envie de vomir, aucun trouble intestinal.

Seul, un sujet qui au début ne pouvait supporter en injections les plus petites doses de gaïacol iodoformé accusait dans la bouche, quelques minutes après l'injection, un goût prononcé de ce médicament qui lui donnait des nausées; son haleine sentait le gaïacol à tel point que les malades qui étaient près de son lit se disaient incommodés par cette odeur. Néanmoins nous sommes arrivé après tâtonnements, en employant de très petites doses, à lui faire supporter la dose maximum de 3 centimètres cubes.

Nous avons dû quelquefois suspendre les injections chez certains malades qui accusaient quelques coliques et un peu de diarrhée; mais tous ces phénomènes étaient de peu de durée, et disparaissaient après une suspension du traitement pendant deux ou trois jours.

La solution de gaïacol iodoformé dont nous nous sommes servi était préparée suivant la formule de M. le professeur Picot. Chaque centimètre cube de cette solution renfermait 0 gr. 05 de gaïacol et 0 gr. 01 d'iodoforme.

La composition de cette solution était la suivante :

Gaïacol . . . .   5 grammes.
Iodoforme   1   —
Huile d'olives stérilisée . . . . }
Vaseline . . . .   } ââ 50   —

Notre solution est toujours restée parfaitement limpide ; aucun dépôt de cristaux d'iodoforme ne s'est présenté soit sur les parois, soit au fond du flacon.

CHAPITRE III

OBSERVATIONS

OBSERVATION PREMIÈRE

(Personnelle)

Marie C..., infirmière, âgée de trente-trois ans, ne pouvant continuer son service, s'alite le 25 mai 1891 (service du docteur Bourgarel).

26 mai. — L'examen de la malade donne :

Antécédents héréditaires. — Nuls.

Antécédents pathologiques. — A eu la variole au mois de février 1886. Depuis cette époque ne s'est jamais bien portée, son appétit a diminué de jour en jour. La malade se plaint de tousser depuis six mois environ.

ÉTAT ACTUEL. — Amaigrissement très prononcé qui s'accentue chaque jour. Vomissements bilieux assez fréquents. Appétit médiocre. Sueurs nocturnes très abondantes. Pas de troubles dans la menstruation. Quintes de toux fréquentes pendant le jour. Expectoration abondante. Crachats épais, muco-purulents. Douleur persistante dans l'épaule droite. Bacilles très nombreux dans les crachats.

Percussion. — En arrière, à gauche, sonorité normale ; à droite, matité dans toute l'étendue du poumon. Eu avant, à gauche, sonorité exagérée ; à droite, submatité.

Auscultation. — En arrière, à droite, nombreux craquements humides dans les fosses sus et sous-épineuses ; à gauche, expiration prolongée, quelques râles humides, rudesse respiratoire dans les 2/3 inférieurs du poumon.

En avant, à droite, craquements humides ; à gauche, respiration soufflante.

Poids : 60 kilogr. Poids des crachats : 150 grammes.

TRAITEMENT. — On commence le traitement le 27 mai 1891 par une injection de 1 centimètre cube de gaïacol iodoformé, pratiquée dans la fosse sus-épineuse gauche. Les deux jours suivants, on emploie la même dose.

30. — Injection de 2 centimètres cubes. La malade accuse un mieux dans son état. La douleur dans l'épaule droite a diminué d'intensité. Les sueurs tendent à disparaître. On continue encore pendant deux jours les injections à la dose de 2 centimètres cubes.

2 juin. — Injection de 3 centimètres cubes. L'appétit de la malade est meilleur. Les sueurs nocturnes ont totalement disparu ainsi que la douleur dans l'épaule droite. La toux est moins fréquente, les crachats moins abondants et plus fluides. Les nuits sont bonnes. On continue les jours suivants les injections à la dose de 3 centimètres cubes.

11. — Poids : 62 kilogr. La malade a donc gagné 2 kilogr. depuis le début du traitement. Elle sent ses forces augmenter, son appétit est excellent.

26. — Poids : 63 kilogrammes.

10 juillet. — Poids : 64 kilogrammes.

26. — Poids : 65 kilogrammes.

27, 28, 29. — La malade ayant de la diarrhée, on suspend les injections.

Durant tout le mois d'août, on continue les injections à la dose de 3 centimètres cubes. L'amélioration obtenue depuis le début du traitement se maintient.

10. — Poids : 65 kil. 500 gr.

25. — Poids : 66 kilogrammes. Poids des crachats : 10 grammes.

1er septembre. — Suppression de tout traitement.

La malade demande à reprendre son service d'infirmière.

Augmentation totale de poids depuis le début du traitement : 6 kilogrammes.

Durée du traitement : trois mois.

DERNIER EXAMEN (25 mai 1892). — La malade continue son service d'infirmière à l'hôpital. Appétit toujours excellent. Plus d'expectoration. Toux rare. Nuits très bonnes. Persistance des bacilles dans les crachats.

Percussion. — Submatité dans toute l'étendue du poumon droit.

Auscultation. — Quelques craquements humides disséminés dans le poumon droit ; à gauche, disparition de la rudesse respiratoire.

En résumé, l'état général de la malade est très satisfaisant ; malgré la suspension du traitement, l'amélioration persiste.

OBSERVATION II

(Personnelle)

Joseph T..., âgé de trente ans, voyageur de commerce, entre à l'hôpital le 28 mai 1891 (service du docteur Bourgarel).

Antécédents héréditaires. — Mère morte d'un cancer uté-
rin. Père mort phtisique. Quatre frères et une sœur bien
portants.

Antécédents pathologiques. — Bronchite au mois de septembre 1890. Tousse depuis cette époque. Hémoptysie très
abondante le 8 avril 1890.

ÉTAT ACTUEL. — Amaigrissement excessif. Pas d'appétit.
Nuits assez bonnes. Sueurs nocturnes très abondantes. Pas de
diarrhée. Point de côté à gauche. Expectoration abondante.
Crachats épais, purulents. Quintes de toux très fréquentes
dans la journée. Pas de fièvre.

Bacilles très nombreux dans les crachats.

Examen de la poitrine. — 29 juin.

Percussion. — En arrière, des deux côtés, matité dans les
fosses sus-épineuses. En avant, son skodique sous les deux
clavicules.

Auscultation. — En arrière, souffles caverneux et gargouillements limités aux deux fosses sus-épineuses. Râles
muqueux disséminés dans les deux poumons. Rudesse respiratoire à gauche. Bronchophonie et pectoriloquie aphone des
deux côtés.

Poids : 54 kilogrammes. — Poids des crachats : 200 grammes.

TRAITEMENT. — 30 mai, première injection d'un centimètre
cube de gaïacol iodoformé dans la fosse sus-épineuse droite.

31 et 1er juin. — Injections d'un centimètre cube.

2. — Injection de deux centimètres cubes. Le malade se
sent mieux. La douleur du côté gauche a diminué d'intensité.
Quintes de toux moins fréquentes.

5. — Injection de trois centimètres cubes, dose maximum que nous administrons les jours suivants. Le malade accuse un grand mieux dans son état. Diminution des sueurs. Toux moins fréquente. Crachats moins abondants et plus fluides. Disparition complète du point de côté.

7. — Suspension du traitement. Le malade a de la diarrhée (trois selles).

9. — On reprend le traitement à trois centimètres cubes. Poids des crachats : 100 grammes.

13. — Poids : 56 kilogrammes.

1er juillet. — Poids : 56 kilog. 500.

15. — Poids : 57 kilogrammes. Poids des crachats : 55 grammes.

5 août. — Le malade, se sentant tout à fait bien, désire suspendre le traitement pendant quelques jours.

12. — Le malade réclame les injections, se plaint d'insomnie. Appétit moins bon. L'expectoration augmente. Poids des crachats : 140 grammes. On reprend les injections à deux centimètres cubes.

15. — L'expectoration est redevenue moins abondante. Poids des crachats : 120 grammes. Nuit bonne.

30. — Le malade a bon appétit. Plus de sueurs nocturnes. Toux moins fréquente.

Poids du corps : 58 kilogrammes. Poids des crachats : 40 grammes.

Dernier examen (31 août). — En arrière, matité à gauche, submatité à droite. Râles humides, expiration prolongée à gauche. Plus de souffles ni de gargouillements dans les fosses sus-épineuses. En avant, craquements humides, expiration prolongée à gauche ; à droite, quelques râles muqueux, obscurité respiratoire. Bacilles dans les crachats.

1er septembre. — Le malade sort de l'hôpital.

Durée du traitement : Trois mois.

Augmentation de poids : Quatre kilogrammes.

OBSERVATION III

(Personnelle)

Amélie B..., institutrice, âgée de vingt-neuf ans, entre à l'hôpital le 25 mai 1891 (service du Dr Bourgarel).

Antécédents héréditaires. — Père mort d'un rétrécissement de l'œsophage. Mère bien portante. Deux frères et trois sœurs en bonne santé.

Antécédents pathologiques. — En décembre 1882, laryngite durant deux mois. 22 janvier 1889, pleurésie diaphragmatique. 15 janvier 1890, influenza. Depuis lors a toujours toussé.

ÉTAT ACTUEL (26 mai). — Très amaigrie. Douleur à l'épaule gauche. Insomnie. Anorexie. Sueurs nocturnes. Menstrues irrégulières. Toux peu fréquente. Légère expectoration. Essoufflement à la marche. Laryngite rendant la malade complètement aphone. Bacilles dans les crachats.

Percussion. — En arrière, submatité dans l'étendue des deux poumons. En avant, sonorité normale des deux côtés.

Auscultation. — En arrière, craquements humides à droite, rudesse respiratoire ; à gauche, râles muqueux plus abondants, respiration soufflante dans la fosse sous-épineuse. En avant, râles muqueux des deux côtés, expiration prolongée.

Pas de fièvre avant le traitement.

Poids : 44 kilogrammes.

TRAITEMENT (28 mai). — Première injection d'un centimètre cube de gaïacol iodoformé ; 31 mai, on atteint la dose de deux centimètres cubes ; 3 juin, on fait une injection de trois centimètres cubes. Après cinq jours de traitement, la malade se sent mieux. L'appétit lui revient. Sueurs moins abondantes. Toux rare.

15 juin. — Poids : 45 kilogrammes. Appétit excellent. On continue les injections à la dose de trois centimètres cubes.

1er juillet. — Poids : 46 kilogrammes.

15 juillet. — L'amélioration progresse chaque jour. Poids : 46 kilogr. 500.

1er août. — Appétit toujours très bon. Le malade sort tous les jours en permission. Plus d'essoufflement à la marche. Poids : 47 kilogrammes.

DERNIER EXAMEN (4 août). — L'auscultation ne fait entendre que quelques râles muqueux. L'expectoration est nulle. Toux insignifiante. Laryngite complètement disparue.

5. — La malade sort de l'hôpital très améliorée.

Durée du traitement : Deux mois.

Augmentation de poids : 3 kilogrammes.

Avril 1892. — Nous avons eu l'occasion de revoir la malade ; elle exerce toujours la profession d'institutrice ; son état s'est maintenu satisfaisant ; la laryngite, qui était si tenace avant le traitement, a depuis entièrement cessé.

OBSERVATION IV

(Personnelle)

P... (François), trente et un ans, peintre, entre à l'hôpital le 15 mai 1891 (service de M. le docteur Bourgarel).

Antécédents héréditaires. — Ignore la nature de la maladie à laquelle son père a succombé à l'âge de cinquante-cinq ans.

Sa mère est bien portante ; ses frères et ses sœurs jouissent d'une bonne santé.

Antécédents pathologiques. — A contracté une bronchite, il y a trois mois environ. Le 12 avril 1891, a eu une hémoptysie qui a duré trois jours.

ÉTAT ACTUEL. — Toux quinteuse, fréquente, pénible.

Expectoration très abondante ; crachats purulents contenant de nombreux bacilles. Insomnie. Sueurs nocturnes. L'appétit est médiocre ; le malade a beaucoup maigri durant ces derniers mois.

Percussion. — En arrière, submatité dans toute l'étendue des deux poumons. En avant, sonorité exagérée.

Auscultation. — En arrière et à gauche, gargouillements dans tout le poumon. Mêmes signes à droite avec souffle caverneux dans la fosse sus-épineuse.

En avant, souffle caverneux et gargouillements à droite ; rudesse respiratoire et gargouillements à gauche.

Le malade a de la fièvre avant l'institution du traitement. La température oscille entre 38°5 et 39°2.

TRAITEMENT. — A partir du 30 mai, et pendant trois jours consécutifs, injection d'un centimètre cube de gaïacol iodoformé.

Le 2 juin, la dose est augmentée et nous injectons 2 centimètres cubes de gaïacol. Même dose pendant les deux jours suivants.

Enfin, le 5 juin, nous portons la dose au maximum que nous n'avons jamais dépassé pendant toute la durée du traitement et nous injectons 3 centimètres cubes de gaïacol. Cette dose est continuée les jours suivants.

Le malade n'accuse de l'amélioration que du côté de l'expectoration. Les sueurs sont devenues moins abondantes, mais l'appétit n'est pas revenu. La fièvre se maintient toujours entre 38°5 et 39°5.

Après un mois et demi de traitement, l'état général devient de plus en plus mauvais ; la fièvre persiste, les symptômes s'aggravent et le malade meurt le 12 juillet 1891.

OBSERVATION V

(Personnelle)

P... (Noémie), âgée de vingt-deux ans, entre à l'hôpital le 28 mai 1891 (service du Dr Bourgarel).

Antécédents héréditaires. — Nuls.

Antécédents pathologiques. — Influenza au mois de décembre 1890 ; tousse depuis cette époque. Hémoptysie assez abondante en janvier 1890.

ÉTAT ACTUEL.— Expectoration abondante ; crachats épais, toux fréquente, sueurs nocturnes, appétit médiocre, pas de fièvre, plus de règles depuis quatre mois. Bacilles dans les crachats.

Percussion. — En arrière, sonorité normale dans le poumon droit ; submatité dans tout le poumon gauche. En avant, mêmes signes physiques.

Auscultation. — En arrière, à gauche, respiration soufflante et craquements humides ; à droite, expiration prolongée et quelques râles muqueux. En avant, à gauche, râles

humides; à droite, obscurité respiratoire et expiration prolongée, bronchophonie.

Poids du corps : 57 kilogrammes. Poids des crachats par
vingt-quatre heures : 100 grammes.

TRAITEMENT. — On commence le traitement le 1er juin
1891.

1er juin. — Injection d'un centimètre cube de gaïacol iodoformé. Aucun malaise, aucune douleur après l'injection.

4. — Injection de 2 centimètres cubes.

5. — Injection de 2 centimètres cubes. La malade accuse,
le matin à la visite, la disparition complète des sueurs L'appétit est bon; nuit tranquille. Elle se plaint seulement de conserver longtemps dans la bouche, durant six heures environ,
le goût du liquide injecté.

6. — Deuxième injection à 2 centimètres cubes. Un quart
d'heure après l'injection, la malade accuse dans la bouche un
goût analogue à celui que produirait le médicament directe-
ment ingéré ; elle en perçoit en même temps l'odeur, et ses
voisines de salle sont également incommodées par celle-ci.
État nauséeux qui persiste depuis la visite du matin jusqu'au
lendemain.

7. — La malade demande la suspension des injections. Le
goût qui persiste dans la bouche lui fait perdre l'appétit.

10. — On reprend le traitement. On fait une injection de
1/2 centimètre cube. Une demi-heure après, élimination du
médicament par les fosses nasales, la bouche; dégoût, nausées.

11, 12. — On injecte la même dose.

13. — La malade commençant à éprouver moins de nausées, on fait une injection d'un centimètre cube. L'injection
est bien supportée.

14, 15. — Injections à la même dose. On fait peser la malade, qui a perdu 2 kilogrammes.

16, 17, 18.— Injections à 2 centimètres cubes qui sont bien supportées.

19. — Injection de 3 centimètres cubes. La malade supporte bien les injections ; elle n'est plus incommodée par l'élimination du médicament.

23. — Légère hémoptysie. On n'interrompt pas les injections.

1er juillet. — La malade a regagné les 2 kilogrammes qu'elle avait perdus. Son appétit est excellent. La toux et l'expectoration sont moins abondantes.

Durant tout le mois de juillet, on continue les injections à la dose de 3 centimètres cubes; elles sont très bien supportées, si bien que la malade les réclame tous les jours. A la fin juillet, elle a gagné 2 kilogrammes et atteint le poids de 59 kilogrammes. Son appétit est toujours très bon. Les crachats sont tombés à 40 grammes par vingt-quatre heures.

Août. — L'état général continue à devenir meilleur. Les signes physiques s'amendent de jour en jour.

A l'auscultation, on n'entend plus que quelques râles humides. Submatité à droite. Poids : 60 kil. 500. Bacilles dans les crachats.

2 septembre. — La malade sort de l'hôpital.

L'augmentation totale de poids pendant son séjour à l'hôpital est de 3 kil. 500.

Durée du traitement: Trois mois.

OBSERVATION VI

(Personnelle)

L... (Marie), âgée de trente et un ans, entre à l'hôpital le 30 mai 1891 (service du docteur Bourgarel).

Antécédents héréditaires. — Père mort phtisique, mère morte du choléra ; une sœur morte de bronchite tuberculeuse.

Antécédents pathologiques. — Bronchite depuis dix-sept mois. Hémoptysie en avril 1891.

ÉTAT ACTUEL. — Anémie profonde. Sueurs nocturnes très abondantes. Toux quinteuse. Crachats épais, nummulaires. Quelques vomissements bilieux. Douleur intercostale à gauche, s'irradiant dans l'épaule du même côté. N'est plus réglée depuis deux mois. Pas d'appétit.

Bacilles nombreux dans les crachats.

Poids : 42 kilogrammes.

Poids des crachats : 120 grammes.

Percussion. — En arrière : submatité dans toute l'étendue des deux poumons, mais plus accentuée dans les fosses sus-épineuses.

En avant : sonorité normale.

Auscultation. — En arrière : râles humides dans les deux poumons ; rudesse respiratoire à droite.

Pas de fièvre avant le traitement.

TRAITEMENT. — Le traitement est institué le 3 juin et, pendant trois jours consécutifs, nous injectons 1 centimètre cube de gaïacol.

Le 6 juin, nous portons la dose à 2 centimètres cubes. Même dose le 7 et le 8.

Le 9, nous arrivons insensiblement à la dose journalière de 3 centimètres cubes, dose que nous continuons jusqu'à la fin traitement.

La malade supporte bien les injections.

Elle accuse un mieux sensible dans son état général. Ses

forces augmentent ; les sueurs diminuent. Les crachats de-viennent plus fluides et leur poids tombe à 80 grammes.

L'appétit est assez bon.

18 juin. — Après quinze jours de traitement, la malade a gagné 1 kilogramme. Poids : 43 kilogrammes.

25. — Légère hémoptysie persistant pendant deux jours. On continue les injections à la dose de 3 centimètres cubes.

5 juillet. — On fait peser la malade et on constate une nou-velle augmentation de poids. Poids : 43 kil. 500.

12. — L'état général s'améliore de jour en jour. La toux et l'expectoration ont notablement diminué. L'auscultation nous permet de constater que les signes physiques se sont tous amendés. L'appétit est excellent.

Poids : 43 kil. 700 grammes.

La malade est portée exéat sur sa demande.

La durée du traitement a été de quarante jours et l'aug-mentation de poids de 1 kil. 700.

OBSERVATION VII

(Personnelle)

D... (Félix), âgé de quarante-trois ans, charpentier, entre à l'hôpital le 1er juillet 1891 (service du docteur Bourgarel).

Antécédents héréditaires. — Nuls.

Antécédents pathologiques. — Pleurésie du côté droit au mois de novembre 1884. Bronchite en novembre 1890. Hé-moptysie le 2 juin 1891, d'une durée de dix jours. Son poids a diminué de 6 kilogrammes.

ÉTAT ACTUEL. — Toux quinteuse. Sueurs nocturnes, pro-fuses. Expectoration très abondante. Crachats muco-purulents. Bacilles très nombreux. Pas de diarrhée. Appétit assez bon. Pas de fièvre.

Percussion. — En arrière, submatité.

En avant, sonorité normale.

Auscultation. — En arrière, à droite, nombreux râles muqueux. Respiration soufflante.

A gauche, expiration prolongée. Craquements humides abondants.

En avant, mêmes signes physiques.

Poids : 62 kilogrammes. Poids des crachats : 90 grammes.

TRAITEMENT. — On commence le traitement le 3 juillet à 1 centimètre cube. On continue cette dose deux jours.

6 juillet. — Injection de 2 centimètres cubes

9 — — 3 —

Le malade supporte bien les injections, sent ses forces augmenter. L'appétit est bon, l'expectoration est moins abondante. Les sueurs diminuent. La température oscille entre 37°2 et 37°5.

18. — Poids des crachats . . . . 50 grammes.

— du corps. . . . . . 62 kil. 700.

L'amélioration de tous les symptômes continue. Disparition complète des sueurs. Appétit toujours excellent.

On continue les injections de 3 centimètres cubes.

2 août. — Poids des crachats . . 50 grammes.

— du corps. . . . 63 kil. 200

17. — Poids des crachats . . 45 grammes.

— du corps . . . . 64 kil.

5 septembre. — Exéat sur sa demande.

Poids des crachats. . . 45 grammes.

— du corps. . . . 65 kil.

Signes physiques très amendés.

Durée du traitement : Deux mois.

Augmentation de poids : 3 kilogrammes.

OBSERVATION VIII

(Personnelle)

G...(Valentin), quarante-six ans, entré à l'hôpital le 20 juillet 1891, salle des payants (service du Dr Bourgarel).

Antécédents héréditaires. — Nuls.

Antécédents pathologiques.—Accès de fièvre intermittente, il y a vingt ans, durant un séjour en Chine.

Tousse depuis deux ans.

ÉTAT ACTUEL. — Très amaigri. Inappétence. Sueurs nocturnes. Toux peu fréquente. Crachats épais, jaunes-verdâtres. Bacilles nombreux. Pas de diarrhée. Pas de fièvre.

Poids des crachats. . .   80 grammes.

— du corps. . . . . 52 kil.

Percussion. — En arrière. Matité dans les deux fosses sus-épineuses.

En avant, sonorité normale sous les clavicules.

Auscultation. — En arrière, à droite, souffle bronchique dans la fosse sus-épineuse, entouré de râles humides. Dans la fosse sous-épineuse, respiration rude avec craquements. A gauche, râles humides moins abondants. Respiration soufflante dans la fosse sous-épineuse.

En avant, à droite, respiration obscure et craquements.

A gauche, rudesse respiratoire et râles muqueux. Bronchophonie à droite.

On commence le traitement le 22 juillet 1891.

Injection de 1 centimètre cube du 22 au 25 juillet.

—	2	—	25 au 28	—
—	3	—	ensuite.	

Le malade tousse et crache moins. Les sueurs nocturnes diminuent. Nuit bonne. Appétit bon.

Les injections sont bien supportées.

5 août. — Poids des crachats. . .   40 grammes.
       — du corps . . . . 52 kil. 500

20.   — Poids des crachats. . .   30 grammes.
       — du corps . . . . 53 kil. 300

5 septembre. — Poids des crachats .   10 grammes.
       — du corps . . 54 kil.

DERNIER EXAMEN. |— Avant sa sortie, toux rare. Expectoration presque nulle. Sueurs nocturnes complètement disparues. L'appétit se maintient bon.

L'auscultation nous permet de constater une grande amélioration. Quelques râles humides. Respiration moins obscure. Submatité dans les deux fosses sus-épineuses.

Sur sa demande, le malade est mis exéat.

Durée du traitement : Un mois et demi.

Augmentation de poids : 2 kilogrammes.

Les bacilles persistent dans les crachats.

10 novembre. — Nous avons eu l'occasion de revoir le malade. L'amélioration continue. A toujours bon appétit.

A encore gagné 1 kil. depuis sa sortie. Poids : 55 kilos.

OBSERVATION IX

(Personnelle)

T... (Delphine), trente-cinq ans. Entre à l'hôpital le 21 juillet 1891 (service du docteur Bourgarel).

Antécédents héréditaires.— Père bien portant. Mère morte phtisique. Frères et sœurs en bonne santé.

Antécédents pathologiques.— Bronchite en novembre 1890. Fait remonter le début de sa maladie à cette époque.

A beaucoup maigri. Légère hémoptysie il y a trois mois.

ÉTAT ACTUEL. — Toux quinteuse. Expectoration abondante. Crachats purulents. Anorexie. Constipation. Insomnie. N'est plus réglée depuis le 8 juin 1890. Bacilles nombreux dans les crachats.

Fièvre intense.

Temp. : matin, 38°3 ; soir, 39°2.

Percussion. — En arrière, matité dans les deux tiers supérieurs. En avant, submatité à droite, sonorité exagérée à gauche.

Auscultation. — En arrière, à droite, craquements humides. Respiration obscure. A gauche, gargouillement et souffle cavitaire dans la fosse sus-épineuse. Râles muqueux dans la fosse sus-épineuse. Respiration rude dans toute l'étendue du poumon.

(La malade, étant très affaiblie, n'a pu se lever. Nous n'avons pu connaître son poids.)

Poids des crachats : 150 grammes.

On commence le traitement le 23 juillet 1891.

23, 24, 25. — Injections de 1 centimètre cube.
26, 27, 28.   —   2   —
29, 30, 31.   —   3   —

Après neuf jours de traitement, aucune amélioration des symptômes. La fièvre persiste, oscille entre 38°8 et 39°2. La malade ne s'alimente pas.

L'expectoration a cependant diminué. Le poids des crachats est tombé à 95 grammes.

Le moral de notre malade est très affecté, elle ne cesse de répéter qu'elle est perdue.

Durant tout le mois d'août, nous continuons les injections à la dose à 3 centimètres cubes.

3 septembre. — Exéat sur sa demande. L'état général est toujours très mauvais. Aucun amendement dans les signes physiques. La malade n'a retiré aucun bénéfice du traitement. Poids des crachats : 120 grammes.

Durée du traitement : Un mois et demi.

OBSERVATION X

(Personnelle)

G... (Hippolyte), quarante et un ans, terrassier, entre à l'hôpital le 1er août 1891.

Antécédents héréditaires. — Nuls.

Antécédents pathologiques. — Bronchite, il y a deux ans. Tousse depuis cette époque. A beaucoup maigri. Laryngite depuis un an et demi.

ÉTAT ACTUEL. — Toux fréquente. Expectoration abondante. Crachats muco-purulents. Vomissements après chaque accès de toux. Inappétence. Pas de diarrhée. Légère insomnie. Oppression. Sueurs nocturnes. Pas de fièvre. Bacilles dans les crachats.

Poids du corps : 54 kilogrammes.

Poids des crachats : 162 grammes.

Percussion. — En arrière, des deux côtés, gargouillements. Souffle cavitaire dans les fosses sus-épineuses. Craquements humides dans les fosses sous-épineuses. Obscurité respiratoire à gauche. Respiration rude à droite.

En avant, à droite, craquements humides. Respiration obscure. A gauche, souffle cavitaire et gros râles muqueux.

3 août. — Début du traitement.

3, 4, 5. — Injections de 1 centimètre cube.

6, 7, 8   —   2   —

9, 10, 11   —   3   —

A partir du 11, on continue les injections à la dose de 3 centimètres cubes.

Après dix jours de traitement, le malade se trouve mieux. Les sueurs tendent à disparaître. Les nuits sont bonnes. L'appétit revient. Les vomissements sont moins fréquents. Le malade sent ses forces revenir. L'expectoration est toujours abondante, mais les crachats sont plus fluides.

Poids des crachats. . . .   170 grammes.

18. — L'amélioration continue.

Poids du corps. . . . . . 55 kil.

— des crachats . . . .   80 grammes.

3 sept. Poids du corps . . . . . 55 kil. 300 —

— des crachats. . . .   45 —

L'état général s'améliore chaque jour. L'appétit est toujours bon. Les vomissements ont cessé. La laryngite persiste, la toux est moins fréquente. L'expectoration moins abondante et plus fluide.

On continue les injections de 3 centimètres cubes tout le mois de septembre. On suspend ensuite, la diarrhée ayant apparu.

3 octobre. — Le malade sort de l'hôpital, sur sa demande. L'amélioration, déjà mentionnée, continue. La toux et l'expectoration ont beaucoup diminué. Les sueurs ont disparu. L'appétit est excellent. Plus de souffle dans les fosses sus-épineuses. Persistance des râles humides.

Poids du corps . . . . . . 56 kil. 200 grammes.
— des crachats . . . . 25 —
Durée du traitement : Deux mois.
Augmentation de poids: 2 kil. 200 gr.

OBSERVATION XI

(Personnelle)

R... (Marie), âgée de vingt-quatre ans, entre à l'hôpital le 25 août 1891 (service du docteur Bourgarel).

Antécédents héréditaires. — Mère morte tuberculeuse. Père mort d'une fluxion de poitrine. Frère bien portant.

Antécédents pathologiques. — A eu toute jeune la fièvre typhoïde, la rougeole à six ans. Une pneumonie à douze ans. Depuis le mois de février 1891, notre malade sent ses forces diminuer peu à peu, son appétit disparaître et maigrit de jour en jour.

ÉTAT ACTUEL. — Notre malade est une jeune fille encore vigoureuse. Tousse un peu, surtout la nuit. Expectoration peu abondante. Sueurs nocturnes profuses. Palpitations. Essoufflement. Anorexie. Menstrues irrégulières. Bacilles dans les crachats.

Percussion. — En arrière, submatité dans toute l'étendue du poumon droit. En avant, submatité au-dessous des clavicules. Diminution des vibrations thoraciques du côté droit.

Auscultation. — En arrière, respiration soufflante, expiration prolongée, surtout du côté droit où l'on note une diminution du murmure vésiculaire. Craquements humides dans la fosse sus-épineuse. En avant, mêmes signes stéthoscopiques.

TRAITEMENT. — 27 août, première injection d'un centimètre cube de gaïacol iodoformé. 28, 29, injections d'un centimètre cube.

Les 30, 31 août, 1er septembre, injections de 2 centimètres cubes. Les 2, 3, 4 septembre, injections de 3 centimètres
cubes, dose maximum que l'on continue les jours suivants.

Après sept à huit jours de traitement, la malade accuse du
mieux dans son état, sent ses forces revenir, n'éprouve plus
de dégoût pour les aliments. Toux moins fréquente. Expectoration peu abondante. Plus de sueurs nocturnes.

10 sept. Poids du corps. . . . . . 61 kil. 600 grammes.
— des crachats . . . 15 —

Quinze jours après, la malade pèse 62 kil. 500, et n'expec-
tore plus que 10 grammes.

DERNIER EXAMEN (15 octobre). — L'état général de cette
jeune fille est très satisfaisant, nous constatons que l'amélioration progresse chaque jour. Les signes physiques se sont
notablement amendés. A l'auscultation, plus de craquements
humides. Persistance de l'expiration prolongée à droite.
L'expectoration est nulle.

Durée du traitement . . . . 1 mois et demi.
Augmentation de poids . . . 2 kil. 300 grammes.

OBSERVATION XII

(Personnelle)

P... (Bernard), âgé de seize ans, sourd-muet, enfant assisté
de l'Hôtel-Dieu de Toulon, entre à l'hôpital le 28 août 1891.
Examen du malade le 29 août.

Antécédents héréditaires. — Mère morte phtisique.

Antécédents pathologiques. — Tousse depuis trois mois ; a beaucoup maigri. Pas d'hémoptysie.

ÉTAT ACTUEL. — La toux est peu fréquente ; les crachats sont nummulaires ; légères insomnies ; appétit assez bon ; pas de diarrhée. Essoufflement à la marche. Bacilles dans les crachats. Sueurs profuses.

Poids du corps : 46 kilogrammes.

Poids des crachats : 50 grammes.

Percussion. — En arrière, submatité dans toute l'étendue du poumon droit. Sonorité normale à gauche. En avant, sonorité normale des deux côtés.

Auscultation. — En arrière et à gauche, respiration obscure, craquements très fins dans les fosses sus et sous-épineuse. A droite, mêmes signes stéthoscopiques, mais râles muqueux plus nombreux. En avant et à gauche, respiration soufflante et râles humides ; à droite, respiration rude et quelques craquements.

1ᵉʳ septembre. — On commence le traitement.

1, 2, 3. — Injection d'un centimètre cube de gaïacol iodoformé.

4, 5, 6. — Injection de deux centimètres cubes.

7, 8, 9. — Injection de trois centimètres cubes.

Après cinq jours de traitement, le malade se trouve mieux, son appétit est meilleur ; les sueurs ont notablement diminué.

15. — Le poids du corps est de 47 kil. 500 ; celui des crachats est de 25 grammes.

Les sueurs ont complètement disparu. L'appétit du malade est excellent ; la toux est insignifiante ; les nuits sont tranquilles ; il n'y a pas de diarrhée.

30. — Expectoration nulle. Toux de moins en moins fré-

quente. Amendement de l'état général et de tous les symptômes. Le poids du corps est actuellement de 49 kilogrammes.

A l'auscultation, plus de craquements humides. La respiration est rude à droite. Expiration prolongée à gauche.

Le malade est mis exéat le 18 octobre. Son état de santé est très satisfaisant.

Durée du traitement : Un mois.

Augmentation de poids : 3 kilogrammes.

Depuis sa sortie de l'hôpital, le malade a continué, sans interruption, ses études à l'École des sourds-muets de Marseille. L'amélioration a persisté.

OBSERVATION XIII

(Personnelle)

T... (Antoine), âgé de vingt-sept ans, entre à l'hôpital le 28 août 1891 (service du Dr Bourgarel).

Antécédents héréditaires. — Mère morte phtisique. Père bien portant. Frère mort à dix-sept ans de bronchite tuberculeuse.

Antécédents pathologiques. — Bronchite le 14 juillet 1891. Tousse depuis cette époque.

ÉTAT ACTUEL. — Très amaigri. Toux fréquente. Expectoration peu abondante. Pas d'hémoptysie. Pas de diarrhée. Sueurs nocturnes profuses. Anorexie. Bacilles dans les crachats.

Percussion. — En arrière, à droite, matité dans la fosse sus-épineuse ; à gauche, sonorité à peu près normale. En avant, mêmes signes stéthoscopiques.

Auscultation. — En arrière, à droite, craquements fins dans la fosse sus-épineuse. Rudesse respiratoire, expiration prolongée ; à gauche, mêmes signes physiques. En avant, à gauche, expiration prolongée ; à droite, craquements, respiration obscure.

Poids du corps : 47 kilogrammes.

Poids des crachats : 40 grammes.

Pas de fièvre avant le traitement.

TRAITEMENT.— 1er septembre. — Injection de 1 centimètre cube de gaïacol iodoformé ; même dose les deux jours suivants.

4, 5, 6. — Injections de 2 centimètres cubes.

7. — On atteint la dose maximum, 3 centimètres cubes, que l'on continue durant tout le traitement.

8. — Le malade accuse la disparition complète des sueurs; toux moins fréquente, les crachats sont tombés à 20 grammes. L'appétit revient.

15.— On fait peser le malade ; on constate une augmentation de poids d'un kilogramme. Poids : 48 kilogrammes. Poids des crachats : 15 grammes.

30. — L'examen donne, en avant, sonorité normale des deux côtés ; en arrière, à droite, submatité. A l'auscultation, on entend quelques craquements dans les fosses sus-épineuses ; en arrière et à droite, persistance de l'expiration prolongée, respiration moins obscure. L'appétit du malade est excellent. Plus de sueurs nocturnes. Expectoration nulle. On fait peser le malade avant sa sortie de l'hôpital, on constate une nouvelle augmentation de poids de 1 kil. 300. Poids : 49 kil. 300.

1er octobre. — Le malade, sur sa demande, est mis exéat. Son état est très satisfaisant.

Durée du traitement : Un mois.

Augmentation totale de poids depuis le début du traitement : 2 kil. 300.

OBSERVATION XIV

(Personnelle)

M... (Léon), cultivateur, âgé de trente ans, entre à l'hôpital
le 22 septembre 1891 (service du Dr Bourgarel).

Antécédents héréditaires. — Nuls.

Antécédents pathologiques. — Influenza au mois de janvier
1890. Depuis lors, n'a cessé de tousser, a beaucoup maigri.
Hémoptysie légère en juillet 1891.

ÉTAT ACTUEL. — Toux fréquente, expectoration abondante,
sueurs nocturnes profuses. Crachats muco-purulents. Inappétence. Insomnie. Pas de diarrhée. Pas de fièvre. Nombreux bacilles dans les crachats.

Percussion. — En arrière, à droite, matité dans toute
l'étendue du poumon droit ; à gauche, submatité. En avant,
mêmes signes physiques.

Auscultation. — En arrière, à droite, nombreux râles humides disséminés ; respiration soufflante ; à gauche, rudesse
respiratoire, expiration prolongée. En avant, râles sous-cré-
pitants moyens dans le creux sous-claviculaire droit ; obscurité respiratoire à gauche.

Poids du corps : 54 kilogrammes.

Poids des crachats : 170 grammes.

TRAITEMENT. — 24. — On commence les injections à la
dose de 1 centimètre cube de gaïacol iodoformé.

24, 25, 26. — Injections de 1 centimètre cube.

27, 28, 29. — Injections de 2 centimètres cubes.

30. — Nous injectons 3 centimètres cubes, dose que nous continuons pendant tout le traitement.

Après la première injection, le malade accuse un certain mieux dans son état ; les sueurs sont moins abondantes, les nuits sont bonnes et l'appétit semble revenir.

9 octobre. — Plus de sueurs nocturnes. L'appétit augmente chaque jour. Toux moins fréquente. Expectoration moins abondante. Le malade a gagné depuis le début du traitement 1 kilogramme.

Poids : 55 kilogrammes. Le poids des crachats est tombé à 65 grammes.

24: — L'amélioration progresse ; l'appétit se maintient excellent ; les signes physiques tendent à s'amender. Poids du corps : 55 kil. 700. Poids des crachats : 25 grammes.

DERNIER EXAMEN (11 novembre). — État général très amendé. Appétit très bon. Plus de sueurs nocturnes. Expectoration tombée à 15 grammes ; toux rare. Nuit tranquille. Poids du corps : 57 kil. 300.

Percussion. — En arrière, submatité des deux côtés.

Auscultation. — Quelques craquements fins limités à la fosse sus-épineuse droite. Persistance de la rudesse respiratoire ; à gauche, expectoration prolongée. Bacilles dans les crachats.

12. — La malade sort de l'hôpital.

Durée du traitement : Un mois et demi.

Augmentation totale de poids : 3 kil. 300.

OBSERVATION XV

(Personnelle)

R... (Paul), boulanger, âgé de trente-cinq ans, entre à l'hôpital le 1er octobre 1891 (service du docteur Bourgarel).

Antécédents héréditaires. — Nuls.

Antécédents pathologiques. — A eu la variole au mois de janvier 1891. Depuis quelques jours, ressent un point de côté qui l'a déterminé à entrer à l'hôpital.

ÉTAT ACTUEL. — Très amaigri. Toux quinteuse. Expectoration abondante muco-purulente. Oppression, surtout le soir. Inappétence. Sueurs nocturnes profuses. Nombreux bacilles dans les crachats.

Percussion. — En arrière, à droite, matité dans toute l'étendue du poumon ; à gauche, sonorité normale. En avant, matité dans la fosse sous-claviculaire droite ; sonorité normale à gauche.

Auscultation. — En arrière, à droite, expiration prolongée, râles humides dans les fosses sus et sous-épineuses, rudesse respiratoire ; à gauche, respiration normale. En avant, à droite, respiration soufflante, nombreux râles humides ; à gauche, rien d'anormal.

Poids du corps : 54 kilogrammes. — Poids des crachats : 140 grammes.

TRAITEMENT. — 2 octobre. — Première injection de 1 centimètre cube de gaïacol iodoformé.

3, 4. — Injections à la même dose.

5, 6, 7. — Injections à 2 centimètres cubes.

8. — On atteint la dose maximum, 3 centimètres cubes, que l'on continue à administrer durant tout le traitement.

Arrivé au sixième jour du traitement, le malade accuse une diminution notable des sueurs ; l'appétit semble lui revenir ; l'expectoration, qui était de 140 grammes, est tombée à 100 grammes ; l'oppression du soir est moins forte.

18. — L'amélioration progresse; les sueurs nocturnes ont totalement disparu ; depuis deux ou trois jours, l'appétit est bon; toux moins fréquente et plus facile ; les crachats tombent à 70 grammes. On fait peser le malade, et on constate une augmentation de 1 kil. 500 grammes. Poids : 55 kil. 500.

DERNIER EXAMEN (3 novembre). — Toux moins pénible ; expectoration tombée à 30 grammes par vingt-quatre heures, Plus de sueurs. Appétit très bon. Le malade est beaucoup moins gêné pour respirer. Poids : 56 kil. 500.

Percussion. — En arrière, à droite, submatité ; à gauche, sonorité normale.

Auscultation. — Quelques râles humides du côté droit, moins nombreux qu'au premier examen. Persistance de la rudesse respiratoire. Bacilles dans les crachats.

4. — Sur sa demande, le malade sort de l'hôpital.

Durée du traitement : Un mois.

Augmentation de poids : 2 kil. 500.

CHAPITRE IV

RÉSULTATS THÉRAPEUTIQUES

Sur les quinze malades dont nous venons de donner les observations, nous avons eu 1 cas de tuberculose au premier degré, 10 au second, 4 au troisième.

La plupart ont retiré un bénéfice de notre médication ; quelques-uns ont été notablement améliorés (obs. I, II, III, XI, XII, XIII, XV) ; chez un seul (obs. IX), l'état s'est aggravé malgré les injections ; nous n'avons eu à enregistrer qu'un décès (obs. IV).

L'occasion s'est présentée de revoir quelques-uns de nos malades après leur sortie de l'hôpital ; nous avons été heureux de constater que l'amélioration persistait. De nos observations, il résulte que les premiers effets obtenus à l'aide des injections du gaïacol iodoformé sont la disparition des sueurs et le retour de l'appétit. Cette action du médicament sur les sueurs, lesquelles sont en général une cause puissante d'affaiblissement pour le malade, et le retour de l'appétit chez les tuberculeux, dont l'anorexie est si difficile à vaincre, ne suffisent-ils pas pour justifier l'application de ce procédé thérapeutique ?

Nous avons vu constamment la toux diminuer de fréquence après un temps assez court.

L'expectoration était un des symptômes qui était rapidement amendés ; les crachats jaune-verdâtres, épais, devenaient blanc-grisâtres, plus aérés. Chez plusieurs de nos malades, au bout d'un certain temps de traitement, leur production était complètement tarie. L'augmentation de poids était en général la conséquence du retour de l'appétit. En outre, nous avons observé la disparition des vomissements qui survenaient chez plusieurs de nos malades, avant le traitement, après chaque accès de toux.

D'un autre côté, cette médication est sans effet sur la fièvre et sur l'hémoptysie.

L'oppression, après quelques injections, a disparu chez la plupart, ou a perdu de son intensité.

Les signes stéthoscopiques se sont modifiés chez quelques-uns ; nous avons noté la diminution des souffles et des râles, la disparition même de certains signes cavitaires.

Toutes les fois que nous avons pu faire une préparation des crachats de nos malades, voire même après plusieurs mois de traitement, nous avons constamment trouvé des bacilles en quantité variable.

Quant aux troubles du côté des voies urinaires, ils ont toujours fait défaut.

En somme, cette médication nous a permis d'obtenir des résultats encourageants. Par contre, cette méthode de traitement est d'une application facile et n'offre aucun inconvénient. Est-ce à dire qu'elle possède une vertu curative manifeste ? Nous ne le pensons pas, puisque nous avons toujours retrouvé le bacille. Toutefois, sous son influence, nous avons constaté une amélioration rapide de l'état général, et la plupart des symptômes sérieux ont été notablement amendés.

En attendant que la science ait trouvé un spécifique contre la tuberculose, nous devons recourir à toute médication qui met l'organisme en état de lutter contre l'agent pathogène de cette terrible maladie.

Les injections que nous avons mises en pratique nous paraissent répondre en partie à cette dernière condition.

CONCLUSIONS

1° Les injections hypodermiques de gaïacol iodoformé sont d'une innocuité absolue, tant au point de vue local qu'au point de vue général.

2° Elles n'ont pas la même utilité à toutes les périodes de la tuberculose ; donnent surtout de bons résultats à la première et à la deuxième période.

3° Elles ne détruisent pas le bacille tuberculeux, mais paraissent s'opposer à sa pullulation.

4° Ces injections sont surtout utiles dans les formes apyrétiques de la tuberculose.

5° Elles relèvent l'état général, diminuent la toux, l'expectoration, font cesser les sueurs nocturnes, augmentent le poids du corps.

6° Le gaïacol iodoformé, succédané de la créosote, agissant peut-être par ses propriétes antiseptiques, jouit du grand avantage de conserver intactes les fonctions digestives. On doit l'employer toutes les fois que la créosote à dose massive amène de l'intolérance gastrique.

7° Les hémoptysies ne sont pas une contre-indication à son emploi.

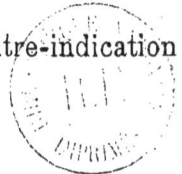

INDEX BIBLIOGRAPHIQUE

BOUCHARD. — De l'antisepsie dans les maladies infectieuses. (Congrès de Copenhague, 1884.)

— Thérapeutique des maladies infectieuses. (Paris, 1889.)

BOUCHARD et GIMBERT. — Note sur l'emploi de la créosote vraie dans le traitement de la phtisie pulmonaire, 1887.

CATILLON. — Communication sur la créosote. (Bulletin de thérapeutique médico-chirurgical, n° 15, 1891.)

DIAMANTBERGER. — La créosote et le gaïacol dans le traitement de la tuberculose pulmonaire. (Gaz. des hôp., 1890.)

DUCLAUX. — Des antiseptiques. (Annales de l'Institut Pasteur, 1889.)

GIMBERT. — Antisepsie de la phtisie pulmonaire par l'injection lente d'huile créosoté au 1/15. (Gazette hebdomadaire de médecine et de chirurgie, 5 juillet 1891.)

GRASSET. — Les injections de gaïacol iodoformé dans le traitement de la tuberculose. (Leçon clinique, juin 1891.)

GRASSET et IMBERT. — Note sur l'élimination de la créosote par les urines après les injections hypodermiques d'huile créosotée. (Bulletin général de thérapeutique, 30 mars 1892.)

GUIBERT. — Traitement de la tuberculose pulmonaire par les injections hypodermiques de gaïacol iodoformé. (Gaz. hebd. des sc. méd. de Montp., 1891.)

JACCOUD. — Curabilité et traitement de la phtisie pulmonaire. (Paris, 1881.)

PICOT. — Traitement de la tuberculose pulmonaire et de la pleurésie d'origine tuberculeuse par les injections hypodermiques de gaïacol iodoformé, 3 mars 1891.

SAHLI. — Du gaïacol comme succédané de la créosote dans le traitement de la tuberculose. (Correspondez Blatt für Schw. Aërste, 15 octobre 1887.)

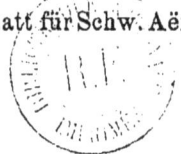

299.

www.ingramcontent.com/pod-product-compliance
Lightning Source LLC
Chambersburg PA
CBHW050546210326
41520CB00012B/2741